Qi Gong

Übungen für Schlaganfallpatienten,
Mutliple Sklerosepatienten
und Parkinsonkranke

Michael Conrad

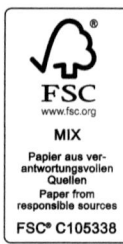

© 2013 Michael Conrad
Herstellung und Verlag: BoD – Books on Demand
Umschlaggestaltung, Satz und Layout: Dirk Petersen
ISBN: 978-3-7322-4446-1
Bibliografische Information der Deutschen Nationalbibliothek
Die Deutsche Nationalbibliothek verzeichnet diese
Publikation in der Deutschen Nationalbibliografie;
detaillierte bibliografische Daten sind im Internet
über dnb.d-nb.de abrufbar.

Inhalt

Vorwort

Aufgrund eines sehr schweren Schlaganfalls, den mein Vater erlitt, habe ich für ihn bestimmte Qi-Gong-Übungen entwickelt, die ihm halfen eine bestimmte Grundmobilität wieder zu erlangen, die durch den Schlaganfall vorher verloren ging. Ich hatte mich schon vor diesem Ereignis im Rahmen meiner Kung-Fu-Trainertätigkeit jahrelang mit Qi Gong beschäftigt. Die Übungen sollten nicht zu kompliziert sein, aber dennoch sich positiv auf die Koordinationsfähigkeit auswirken.

Qi Gong oder Chi Kung ist eine alte chinesische Meditations- und Behandlungstechnik, die durch bewusstes Atem, durch spezielle Bewegungsabläufe und durch Lenkung der Vorstellungskraft, ihre Anwendung in der traditionellen chinesischen Medizin und in diversen chinesischen Kampfkünsten erfährt. Qi Gong bedeutet übersetzt „Bearbeiten der Energie", „Kultur der vitalen Energie" und kennzeichnet Übungen zur Stärkung und Lenkung des eigenen Qi (die eigene, innere Körperenergie). Das Qi oder Chi ist in der chinesischen Philosophie der Obergriff für alle Gestaltungskräfte in der belebten und unbelebten Materie. Der Begriff Qi als universale Lebensenergie hat seine geistigen Wurzeln in der taoistischen Philosophie. Im allgemeinen Sinne ist alles im Kosmos aus Qi zusammengesetzt. Sie ist die kosmische Kraft, die alle Dinge durchdringt. Die genaue Definition des Qi in der chinesischen Medizin und in den klassischen, philosophischen Werken Chinas ist unwesentlich. Es wird nicht über Form oder Aussehen des Qi spekuliert. Es wird allein durch sein Wirken verstanden und erfahren.

Die hier vorgestellten Übungen besitzen auch einen gesundheitspflegerischen Charakter: Die Atmung wird vertieft und harmonischer, der Blutkreislauf wird ausgeglichen und die Verdauung wird reguliert und stimuliert, da die inneren Organe gestärkt werden. Der meditative Charakter des Qi Gong beruhigt den Geist und hilft, die aufwühlenden Gefühle zu besänftigen und auszugleichen. Man ist befähigt, den Widrigkeiten des alltäglichen Lebens gelassener zu begegnen.

Die hier vorgestellten Qi-Gong-Übungen sind nicht als Ersatz für die herkömmlichen physiotherapeutischen Maßnahmen gedacht, sondern stellen ein mögliches Komplement dar. Sie sollten nicht als ein ultimatives Wunderheilmittel begriffen werden, vielmehr sind sie eine hilfreiche Methode, mit der positive Resultate bei der Krankheitsbewältigung erzielt werden können. Diese Ergebnisse variieren individuell, je nach Schwere der eigenen Krankheit und je nach mentaler/körperlicher Konstitution, und sind von daher auch nicht eindeutig vorhersagbar.

Manchmal ist es schon ein Fortschritt, dass man einen gewissen Status Quo an Mobilität halten kann. In anderen Fällen ist es ein enormer Entwicklungsschritt, wenn der alte Zustand wieder hergestellt werden kann. Wenn man mit den Übungen und der Therapie beginnt ist es vor allem wichtig, dass man das gewünschte Ziel in seinen Gedanken nicht erwartend vorwegnimmt. Dies kann letztlich inneren Druck begünstigen, der wiederum das freie, unverkrampfte und somit effektive Üben unterdrückt. Darüber hinaus wird sich die Enttäuschung um so größer erweisen, wenn die eigene vorweggenommene Erwartung nicht erfüllt wird. Während der therapeutischen Übungen ist es entscheidend nicht ergebnisorientiert, sondern prozessorientiert zu üben und sich ganz in die Sache zu versenken. Um mit diesen meditativen

Übungen regelmäßig zu beginnen, bedarf es der entschlossenen Absicht; doch sobald man begonnen hat, sollte jede Vorstellung, jeder Wunsch, die auf die Erlangung eines Ziels ausgerichtet sind, verworfen werden. Stattdessen sollte der Geist ganz auf die Übung ausgerichtet sein.

Man übt motivlos-konzentriert. Man begibt sich in einem inneren, ruhig-neutralen Zustand, der sich durch die Abwesenheit von Hoffnung und Hoffnungslosigkeit auszeichnet. Dieser „Wille ohne feste Absicht", ermöglicht einen Bewusstseinszustand, der mit einer höheren Körperwahrnehmung einhergeht.

Wenn man mit diesen Übungen beginnt, sollte eine andere Person anwesend sein, die den Patienten gegebenenfalls stützt und Halt gibt. Bei der anfänglichen Ausführung geht es nicht um hundertprozentige Formvollendung, sondern darum, dass der Patient sich so gut wie er kann der korrekten Ausführung annähert, ohne es zu erzwingen. Wichtiger ist ein behutsames Versuchen und Verbessern.

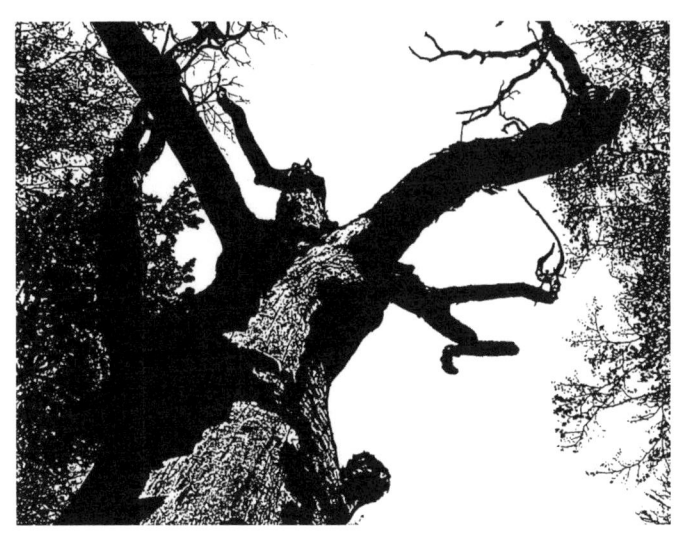

Einstimmungsübung

Man setze sich grade auf einen Stuhl, der über keine Lehnen verfügt. Die Wirbelsäule wird grade ausgerichtet. Der Kopf sollte möglichst gerade gehalten werden, dass die Mitte auf der Schädeldecke, die sich zwischen den beiden Ohren befindet, den höchsten Punkt bildet. Die Hände können übereinander gefaltet in den Schoß oder einzeln auf beide Oberschenkel gelegt werden.

Man schließe ruhig die Augen und atme durch die Nase ein und aus. Das Einatmen sollte kurz und kräftig sein, während das Ausatmen langsam erfolgt. Beim Ausatmen wird der Unterleib bewusst mit etwas Kraft nach innen gezogen. Die Übung sollte zwischen fünf und zehn Minuten praktiziert werden. Der Praktizierende kann sich beim Ein- und Ausatmungsprozess auf den Punkt konzentrieren, der sich ca. 2 Zentimeter unter dem Nabel befindet. Diese Übung dient der geistigen Beruhigung und stimmt den Übenden auf die bevorstehenden motorisch aktiveren

Grundstellung

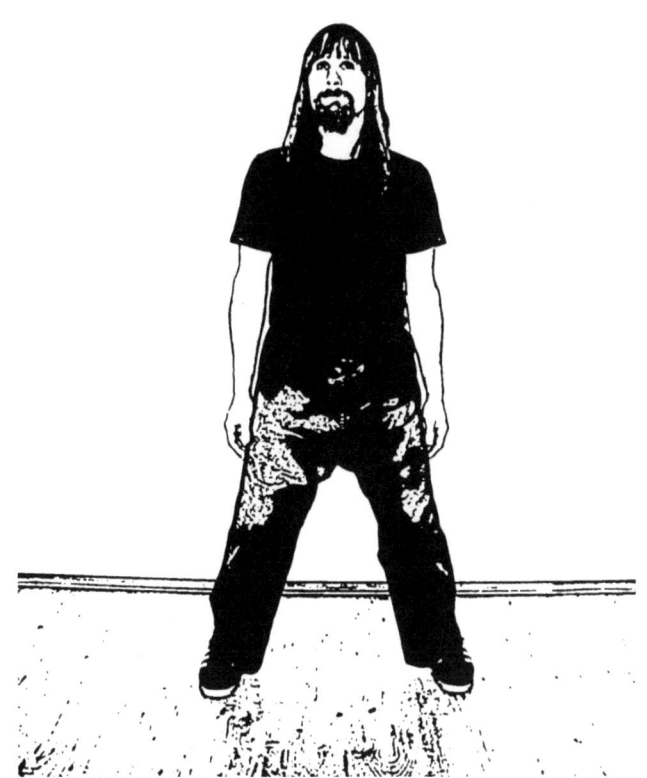

Den Baum umarmen

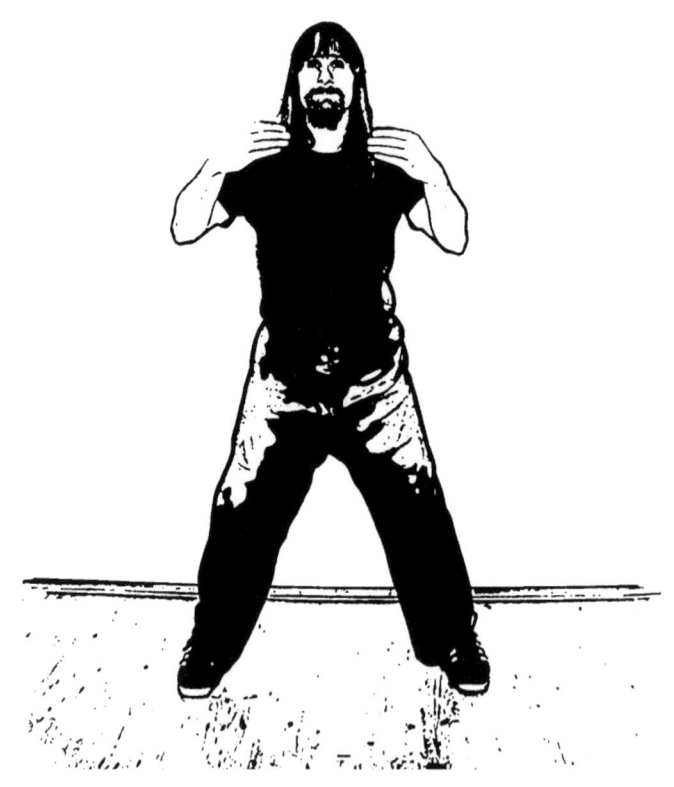

Die Füße stehen parallel ein bis anderthalb Schulterbreiten auseinander. Die Zehen sind nach vorne ausgerichtet. Man geht leicht in die Knie, um den Reiterstand einzunehmen. Besonders wichtig ist es, das Kreuzbein zu senken, um die Wirbelsäule in eine gerade Linie zu bringen. Die Hände werden in Brusthöhe gehalten, wobei die Arme in den Ellbogen gebeugt werden. Die Ellbogen zeigen schräg- abwärts nach unten. Die geöffneten Hände weisen mit ihren Handflächen zum Körper hin und werden leicht gekrümmt offen gehalten. Die Finger der beiden Händen weisen zueinander hin. Der Abstand zwischen den Händen beträgt ca. 15 Zentimeter. Man atmet durch die Nase ein und aus. Bei der Einatmung wird der Bauch wie ein aufgeblasener Ballon gerundet, während sich bei der Ausatmung der Bauch einzieht, als ob man aus einen Ballon die Luft langsam entweichen würde. Diese Bauchbewegung beim Atemvorgang sollte sanft vollzogen werden. Während man diese Bauchatmung vollführt, kann man seinen Bauch als Blasebalg oder als Ballon visualisieren. Man atmet neunmal durch die Nase ein und aus. Diese Übung kann mit den vor der Brust gehaltenen Armen im Sitzen vollführt werden.

Den Baum umarmen
mit Gewichtsverlagerung

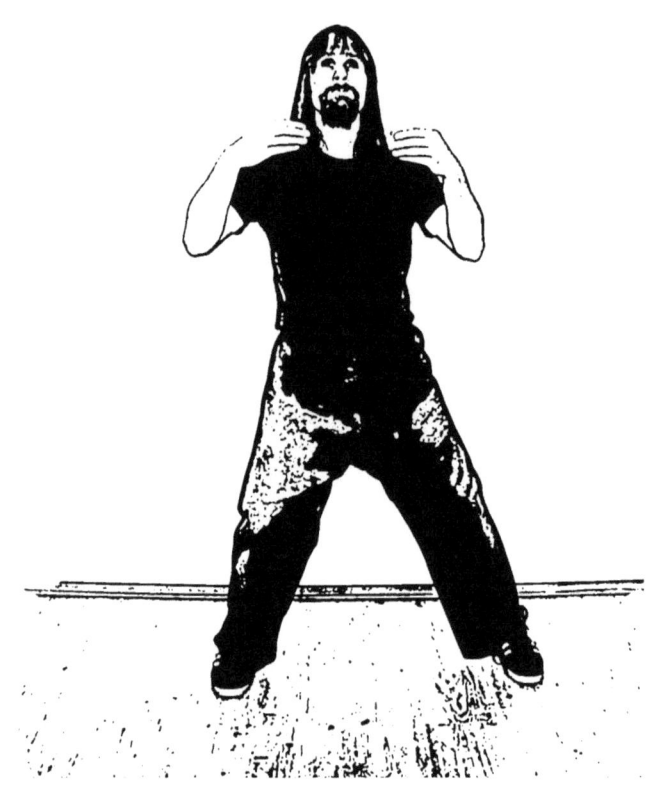

Man steht in der Position „Den Baum umarmen". Während man sich in dieser Haltung befindet, atmet der Übende durch die Nase ein und hält den Atem einen Augenblick an. Dann verlagert man das Gewicht entweder minimal auf die linke oder auf die rechte Seite, um die jeweilige Körperhälfte etwas stärker zu belasten. Dabei atmet der Übende durch die Nase aus. Während man sich wieder in die Ausgangsposition begibt, atmet man durch die Nase ein und wiederholt den Vorgang. 1 - 2 Übungsvorgänge sollten zu Beginn ausreichen. Es sollte die Seite belastet werden, die sich als die Schwächere erweist. Diese Übung sollte nur dann angegangen werden, wenn zuvor die Übung „Den Baum umarmen" gemeistert wurde.

Hüftdrehung

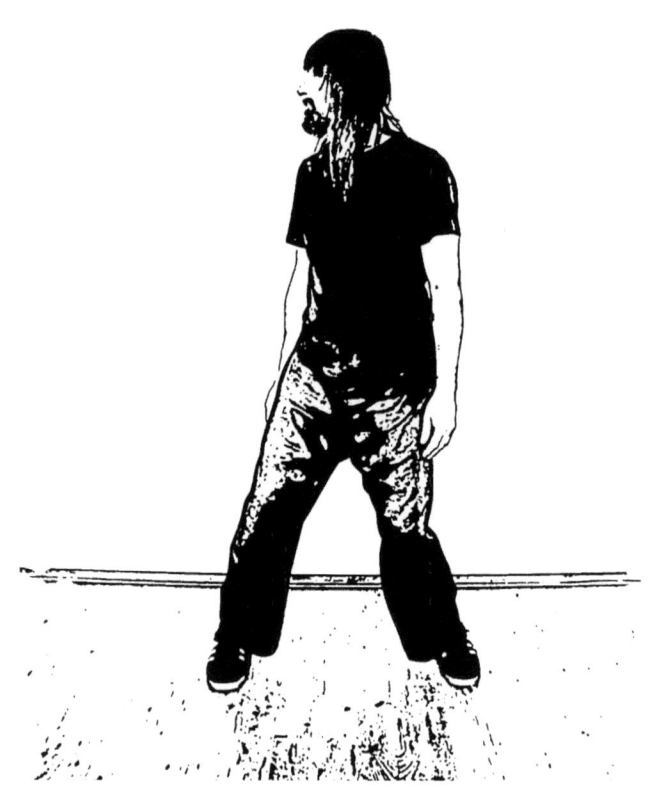

Der Übende steht mit leicht gebeugten Knien, wobei der Abstand zwischen den Füßen ca. eine Schulterbreite beträgt. Dabei befinden sich die Füße im parallelen Stand. Der Unterleib wird leicht nach vorne geschoben. Die Zehen beider Füße zeigen nach vorne. Die Arme werden neben den Beinen hängen gelassen. Man dreht sich mit der Hüfte leicht und langsam nach links und atmet dabei durch die Nase ein. Dann dreht man sich mit der Hüfte zur rechten Seite und atmet durch die Nase aus. Die Füße bleiben bei dieser Übung unbewegt.

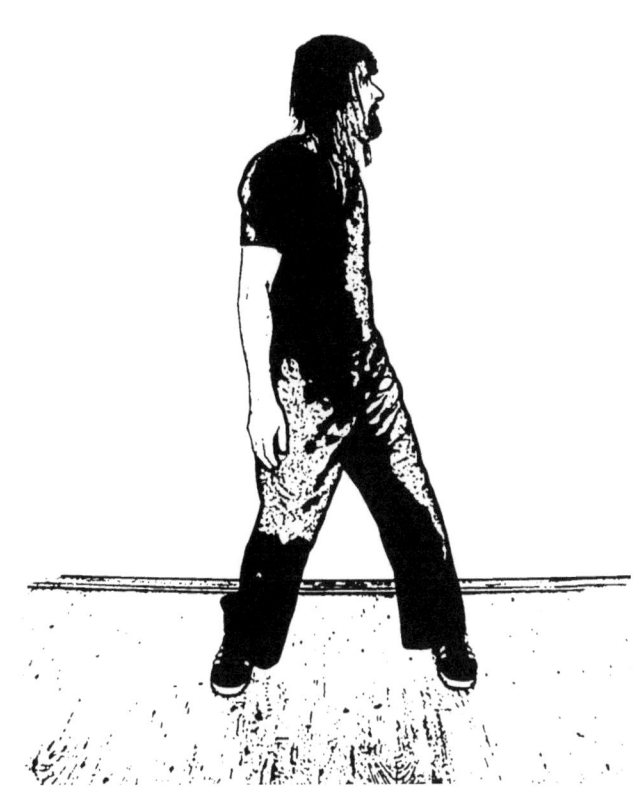

Mit der Atmung koordinierte Armbewegungen
Aufwärts- und - niederwärts bewegende Hände

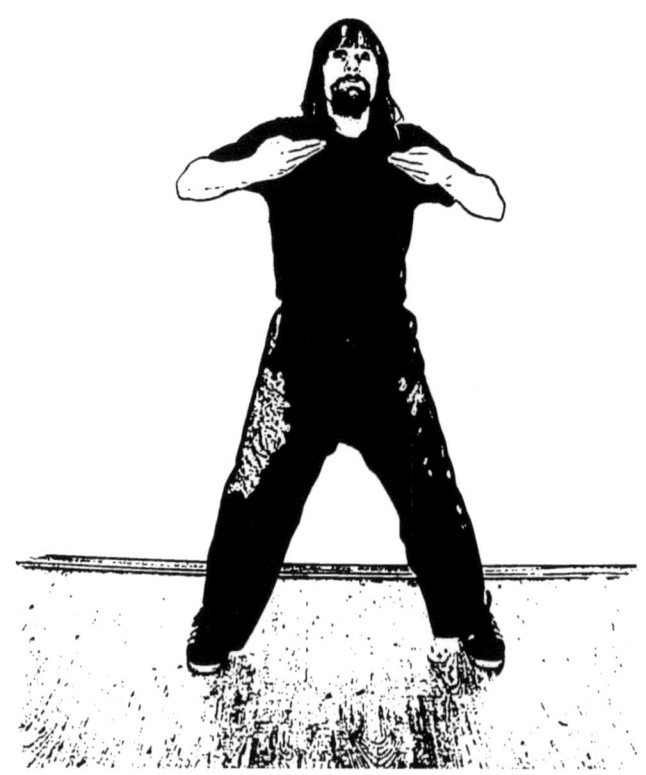

Der Übende begibt sich in die Körperposition, wie sie in der Übung 2 schon beschrieben wurde. Beide Hände werden parallel und mit nach oben zeigenden Handflächen vor dem Unterleib (ungefähr in der Höhe, die sich ca. 2 Zentimeter unterhalb des Nabel befindet) gehalten.

Die Finger der Hände sind einander zugewandt, aber sie berühren sich nicht. Der Abstand zwischen den Fingern beträgt ca. 15 Zentimeter. Der Abstand der Hände zum Unterleib beträgt ungefähr 7 bis 10 Zentimeter. Während man durch die Nase einatmet, werden die Hände in dieser Position bis zur Höhe der Brustmitte angehoben. Auf der Höhe der Brustmitte stoppt man die Aufwärtsbewegung und hält den Atem an. Jetzt werden die Hände gleichzeitig mit den Handflächen nach unten gedreht. Sie werden nach unten geführt, während man dabei durch die Nase ausatmet und in der Höhe des Nabels zum Stillstand gebracht. Danach werden die Hände gedreht und mit einander zugewandten Fingern zur Brustmitte angehoben. Währenddessen atmet man wieder durch die Nase ein. Dabei sind die Handflächen aufwärts gerichtet. Auf Höhe der Brustmitte wird dann der vorherige Vorgang wiederholt. Der Abstand zwischen den Händen beträgt ca. 15 Zentimeter. Bei der Aufwärtsbewegung atmet man durch die Nase ein. Bei der auf- und abwärts gerichteten Bewegung der geöffneten Hände sind die Finger auf einander zugerichtet, berühren sich jedoch nicht. Diese Übung mit der Auf- und Abwärtsbewegung der Hände wird dreimal wiederholt.

Während man die Hände nach unten führt, kann man sich bildlich vor Augen halten, dass die Arme mit den geöffneten Händen ins Wasser eingetaucht werden und es durch ihre Bewegung verdrängen. Diese Übung mit der spezifischen Armbewegung kann auch im Sitzen vollführt werden.

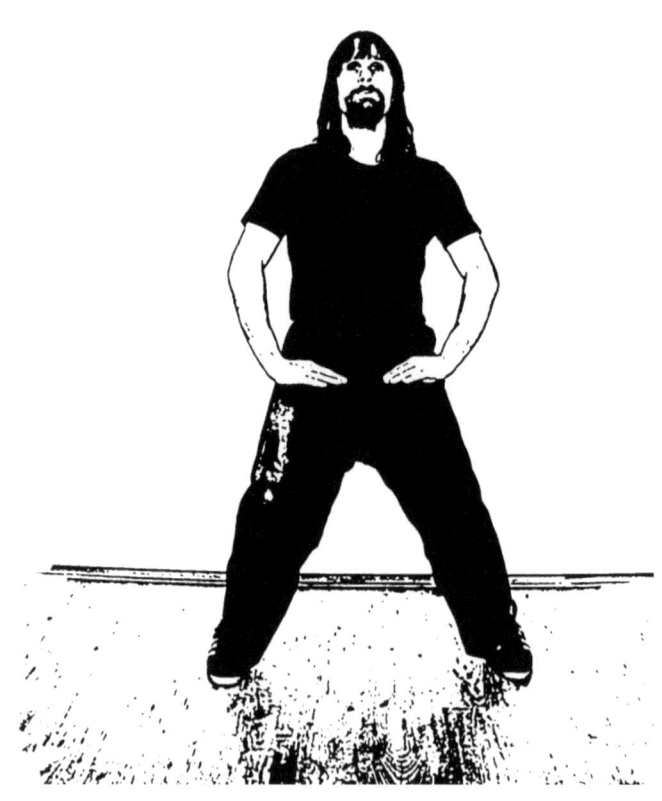

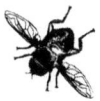

Stoßende Hände

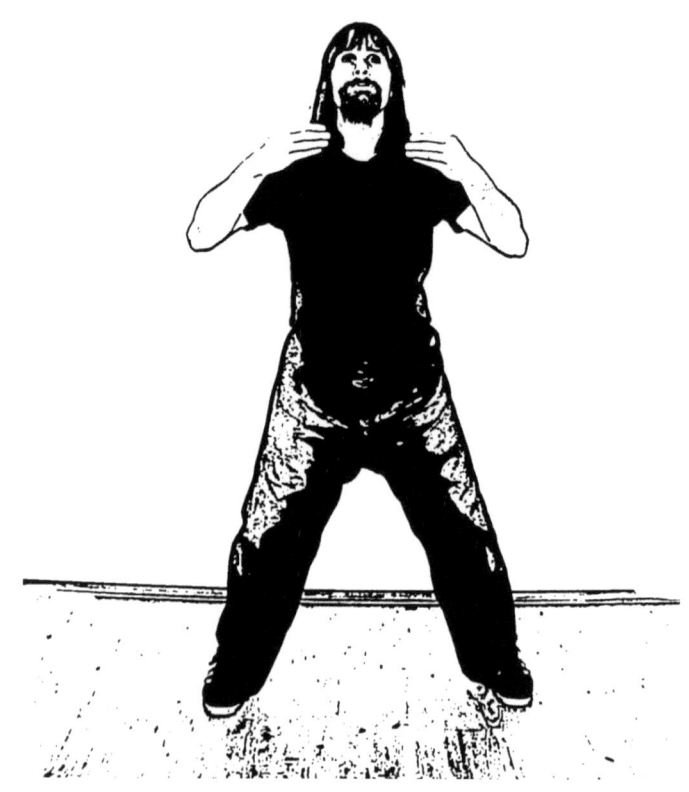

Der Übende begibt sich in die Körperposition „Den Baum umarmen". Er atmet durch die Nase ein und drückt die Hände möglichst parallel in einem Abstand von ca. 15 Zentimetern nach vorne, um die Arme auszustrecken. Dabei atmet er durch die Nase aus. Bei der Vorwärtsbewegung der geöffneten Hände zeigen die Finger nach oben, als ob man versuchen würde, eine massive Tür mit beiden Händen aufzustoßen. Sind die beiden Arme fast ausgestreckt (d.h. die Ellbogen bleiben leicht angewinkelt), werden die Hände leicht gebeugt und mit einander zugewandten Fingern zum Ausgangspunkt zurückgeführt. Der Abstand zwischen den Händen beträgt ca. 15 Zentimeter.

Bei der Rückholbewegung der Hände atmet man durch die Nase ein. Während man die geöffneten Hände nach vorne führt, kann man sich vorstellen, dass man eine schwere Tür aufstößt. Die hier geschilderte Übung mit ihrer Armbewegung kann auch in sitzender Position praktiziert werden.

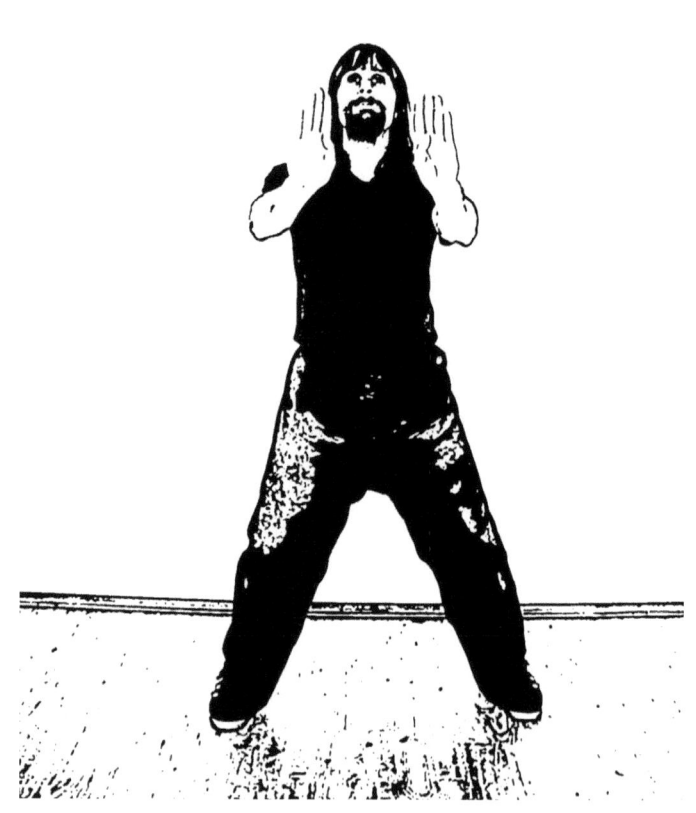

Nachwort : Qi Gong und Philosophie

„Befreie deinen Geist durch Ruhe, vereine deine Energie mit der offenen Weite, finde die natürliche Harmonie mit deiner Umwelt und lasse dich dabei nicht von Selbstsucht beeinflussen. Dann wird die Welt in Ordnung sein." (Dschuang Tse)

Alle Qi Gong-Formen erstreben in ihrer tieferen Bedeutung die innere Einheit des Übenden mit dem Dao, welches gleichzeitig die stille Urkraft allen Seins bildet und durch die Wirkgesetze des Yin und Yang den sich ständig verändernden kosmologischen Prozess bewirkt. Es geht darum, sich gewahr zu werden, dass man einen Teil dieser universalen Kraft in sich selber erwecken kann, indem man sein persönliches Qi durch Übung kultiviert. Denn letzten Endes entstammt auch die eigene Lebensenergie dieser Urkraft bzw. ist das eigne Qi auch nur ein Teil der Energie, welche das Universum in Bewegung hält.

Alle Menschen sind Teil dieses universalen Wirkens und sind von daher auch miteinander verbunden. Alle Menschen sind ein Teil eines großen allgemeinen, allumfassenden Weltgeschehens, welches die Existenz der verschiedenen Teile/ Elemente überhaupt ermöglicht. Kein Teil im Kosmos ist absolut, d.h. es kann nicht allein aus sich selbst bestehen. Seine Existenz ist nur in Relation zu anderen Dingen denkbar. Diese Verbundenheit aller Dinge im Kosmos ist den meisten Menschen in ihrem Bewusstsein nicht präsent. Sie definieren sich über ihr persönliches Ego und halten an ihrer Ich-Identifizierung vehement fest, weil sie den möglichen Verlust insgeheim fürchten, der mit dem Aufgeben der Ich-Identifizierung einhergeht. Dabei übersehen sie, dass das Aufgeben der Definition des persönlichen Egos nur einem scheinbaren Verlust gleichkommt.

Der Verzicht auf Ich-Herrschaft bedeutet einen enormen Zugewinn, da dieser den Blick auf das Wesentliche ermöglicht und das glückselige Gefühl der Verbundenheit vermittelt.

Die Ich-Identifizierung erkennt das Objekt der Identifikation nicht als das, was es seinem wahren Wesen nach ist – und zwar nichts anderes als ein erlerntes, vergängliches Gebilde, dass dann durch den Tod sein Ende erfährt und somit dem Zerfall anheim fällt. Die Ich-Identifikation erkennt den Gegenstand der Identifikation nicht als das, was es seiner wirklichen Natur nach ist, nämlich ein erschaffenes, künstliches Konstrukt, dass sich aus Gedanken und Ansichten speist. In diesem Sinne handelt es sich bei der Ich-Anhaftung um einen Verblendungszusammenhang. Dieses ich-identifizierende Bewusstsein begreift sich nicht mehr als ein Teil vom Ganzen, sondern sieht und fühlt sich als ein von der Welt getrenntes und abgrenzendes Element.

Von der psychologischen und philosophischen Ebene aus, ist das Ich eine Akkumulation von Merkmalen, Charaktereigenschaften, Meinungen und Fähigkeiten, über die der einzelne Mensch verfügt. Da sich Meinungen und Eigenschaften der Menschen im Laufe des Lebens ändern, ist das Ich kein statisches, monolithisches Gebilde, sondern ein prozesshaftes, welches von seiner Anlage dynamisch ist und nur durch seine gedankenlose und halbbewusste Wahrnehmung seiner selbst, die in sich schlummernden Tendenzen zur statischen Verhärtung kultiviert.

Die aufrechterhaltende Ich-Anhaftung erfordert von den Menschen ein hohes Maß an geistiger, seelischer und körperlicher Energie. Um seinem Ich zu frönen oder es zu verteidigen, nehmen die Menschen meistens unglaubliche Mühen und Plackereien auf, die dann in ihren Resultaten das Ich in seiner scheinbaren, auserwählten Einmaligkeit bestätigen sollen. Die Identifikation mit dem Ego führt dazu, dass die Menschen es mit Furcht und Zorn verteidigen. Dies generiert Kampf und Zwist mit den Mitmenschen, welche es auch nicht erdulden können, dass das Bild, welches sie selbst auch vor sich hertragen, von anderen Personen in Frage gestellt bzw. demontiert wird. Der Pfad der Ich-Gleichsetzung ist immer ein Pfad des Kampfes, da er immer mit innerer Absetzung und Hervorhebung gegenüber der Welt verbandelt ist. Die Ego-Identifikation nährt sich auch aus der Gleichsetzung mit den äußeren, der materiellen Welt entstammenden Dingen (z.B. materielle Güter, soziales Ansehen, Familie, Sinnesgenüsse, weltliche Macht etc.), welche aber wiederum dem zyklischen Spiel des Werdens und Vergehens gehorchen und dem Menschen vom Schicksal verliehen wurden. Eine solche Geisteshaltung fördert nur die Furcht vor dem Verlustiggehen, die oft durch eine stärkere innere Anhaftung an den unsicheren Dingen des Lebens beantwortet wird. Die Illusion der Ego-Identifikation und der Ich-Siege trennt im Unterbewusstsein der Menschen den Tod vom Leben ab und fürchtet den Tod als eine unerträgliche Vorstellung. Die Menschen verdrängen diese fundamentale Furcht und setzen ihre Hoffnungen und ihre Zuversicht in ihr eigenes kleines Ich, das nach wie vor den Freund Hein fürchtet, denn dieser bedroht die Identität des kleinen Ichs.

Die Qi Gong-Übungen besitzen meditativen Charakter und sollen den Übenden helfen, das ich-anhaftende, abgrenzende Bewusstsein zu überwinden und an dessen Stelle das mit der Welt verbindende und verschmelzende Bewusstsein hervorzurufen und zu festigen. Es ist ein Bewusstsein, welches frei von Erwartungen ist und von einem tiefen, inneren Frieden getragen wird. Der Geist wird leer und absichtslos. Die Japaner nennen diesen Zustand Mushin. Der Geist ruht still in sich und die Handlungen des Lebens werden ohne Begierde und Leidenschaften vollzogen. In der chinesischen Sprache heißt dieser Zustand Wu Wei und bedeutet, dass der Mensch, der vom Wesen des Dao erfüllt ist, sein Leben leidenschaftslos und begierdefrei führt. Er hat die inneren Widerstände gegen die unverrückbaren Tatsachen des Lebens aufgegeben und kann dennoch gelassen handeln, sofern es dies erfordert und seiner Einschätzung nach auch Sinn macht.

Es sind gerade die statischen Qi Gong-Übungen im Stehen und im Sitzen, die für das ich-haftende Bewusstsein eine Herausforderung verkörpern. Es zeichnet sich durch einen rastlosen Geist aus, der immer nach Aktivität strebt und nach Reizen Ausschau hält. Die Übung des Qi Gong beinhaltet als grundlegendes Ziel die Weiterentwicklung der Ganzkörperbewegung.

Die Ganzkörperbewegung in ihrer weiterentwickelten Form ist die ausgereifte Einigkeit zwischen Körper und Geist, die ein mit einer Bewusstseinsreifung einhergeht. Körperliche Form und innere Haltung bilden eine Einheit und bedingen sich gegenseitig. Die entwickelte Ganzkörperbewegung ist ein harmonisches Zusammenwirken zwischen der Geschicklichkeitsbewegung und der Gewandheitsbewegung, die durch Haltung, Atmung und Grundspannung bestimmt werden. Die Geschicklichkeitsbewegung ist die arbeitstätige Aktivität der Extremitäten, während die Gewandheitsbewegung vom Rumpf vollführt wird. Letztere ist von Gleichgewichtserhaltung und Überwindung der Erdschwerkraft charakterisiert. Die harmonische Ausführung einer Technik erfordert, dass der Praktizierende während der Technikausübung den richtigen körperlichen und geistigen Schwerpunkt erfasst. Er muss physisch und mental verwurzelt sein und gleichzeitig die Technik ohne unnötigen Kraftaufwand ausführen. Die Bewegung geht von der Haltung aus. Die arbeitsausführenden Extremitäten sind eng mit dem logischen-linearen Denken verknüpft, welches jede Übung zu einem Zweck übt, der eine Wertsteigerung verkörpern soll. Der Logik fällt es schwer eine Übung als reinen Selbstzweck zu begreifen und anzunehmen. Das logische Denken zeichnet sich durch seine Nützlichkeitserwägungen aus. Im Qi Gong ist die geschickte Beherrschung der Extremitäten sekundär. An erster Stelle steht die Ausformung der Balancehaltung, der Tiefenatmung und der nötigen Grundspannung, die entscheidenen Einfluss auf die Ausübung der Ganzkörperbewegung hat. Die Bewegungen sollen aus der körperlichen und geistigen Mitte erfolgen. Die statische Übung „Den Baum umarmen" ist eine Übung der Mitte, bei der der Geist ohne Nützlichkeitsdenken und ohne Zielvorstellung verharrt. Erst die nicht-wollende Geisteshaltung während der Technikausübung verhindert jegliche überflüssige Muskulaturverspannung.

Die Leere des Geistes ist selber der Weg. Die geistige Leere ist Weg und Ziel zugleich. Das beherrschende Ego tritt zurück - was dazu führt, dass man sich und seine Umgebung ohne inneren, störenden Widerstand wahrnimmt. Darüber hinaus kann sich das Gefühl bemerkbar machen, dass man mit seiner nahen Umgebung verschmolzen ist und die Trennung zwischen Ich und der Welt sich auflöst. In diesem Sinne reicht es aus zu stehen, um Erleuchtung zu finden, die in einem intuitiven Erfassen der übergeordneten Wirklichkeit gipfelt. Das Ich wird als dienendes Werkzeug betrachtet.

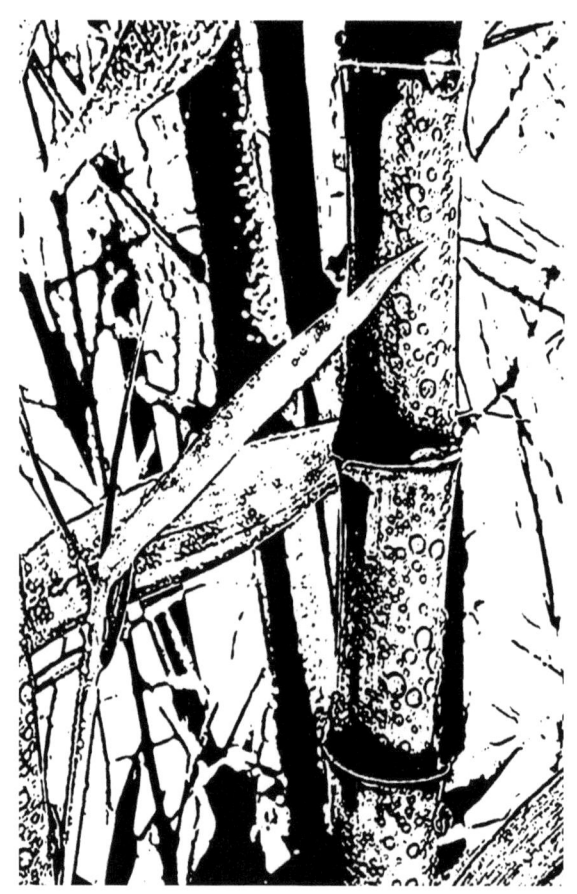